BEI GRIN MACHT SICH IHR
WISSEN BEZAHLT

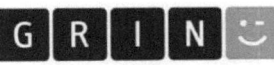

Bibliografische Information der Deutschen Nationalbibliothek:

Die Deutsche Bibliothek verzeichnet diese Publikation in der Deutschen National-bibliografie; detaillierte bibliografische Daten sind im Internet über http://dnb.d-nb.de/ abrufbar.

Impressum:

Copyright © 2020 GRIN Verlag
Druck und Bindung: Books on Demand GmbH, Norderstedt Germany
ISBN: 9783346198457

Alisa Schäfers

Individuelle Gesundheitsförderung in stationären Pflegeeinrichtungen. Konzepte und Strategien

GRIN Verlag

GRIN - Your knowledge has value

Der GRIN Verlag publiziert seit 1998 wissenschaftliche Arbeiten von Studenten, Hochschullehrern und anderen Akademikern als eBook und gedrucktes Buch. Die Verlagswebsite www.grin.com ist die ideale Plattform zur Veröffentlichung von Hausarbeiten, Abschlussarbeiten, wissenschaftlichen Aufsätzen, Dissertationen und Fachbüchern.

Besuchen Sie uns im Internet:

http://www.grin.com/

http://www.facebook.com/grincom

http://www.twitter.com/grin_com

Deutsche Hochschule für
Prävention und Gesundheitsmanagement

Name, Vorname:	Schäfers, Alisa
Modul:	Konzepte und Strategien der individuellen Gesundheitsförderung
Studiengang:	Bachelor Gesundheitsmanagement
Datum Präsenzphase:	10.02.2020 – 12.02.2020
Studienort:	Düsseldorf

Inhaltsverzeichnis

1 Grundlegende Informationen zur Präventionsmaßnahme

1.1 Bezeichnung des Kursangebotes

Der Name des Kursangebotes lautet „Rücken fit? – Mach einfach mit! Einführung in ein gesundheitsorientiertes Rückentraining". Der Titel soll durch seine Einfachheit leicht verständlich sein. Die Fragestellung „Rücken fit?" soll Hilfe zur Selbsthilfe geben, indem potenzielle Teilnehmer/innen präventiv über ihren Gesundheitszustand nachdenken. „Mach einfach mit!" soll alle sozialen Schichten ansprechen, insbesondere die unteren Schichten unter dem Aspekt der Vermeidung sozialer Ungleichheiten in der Bevölkerung. Durch diese Aufforderung soll die Schwelle zum Mitmachen gesenkt werden. Es sollen sich im Sinne der Primärprävention nicht nur Menschen mit bereits vorhandenen Rückenbeschwerden angesprochen fühlen, sondern vor allem auch Gesunde.

1.2 Handlungsfeld und Präventionsprinzip

Die geplante Präventionsmaßnahme bezieht sich auf das Handlungsfeld „Bewegungsgewohnheiten" mit den entsprechenden Präventionsprinzipien „Reduzierung von Bewegungsmangel durch gesundheitssportliche Aktivität" und „Vorbeugung und Reduzierung spezieller gesundheitlicher Risiken durch geeignete verhaltens- und gesundheitsorientierte Bewegungsprogramme" (GKV-Spitzenverband, 2014, S.49).

1.3 Bedarf

Rückenschmerzen sind subjektive Erfahrungen von Personen, welche sich nicht mit Sicherheit durch Untersuchungen und Labortests belegen oder ausschließen lassen können. Erkrankungen der Wirbelsäule sowie Rückenschmerzen sind Störungen der Gesundheit mit medizinischer, epidemiologischer und gesundheitsökonomischer Bedeutung (Raspe, 2012, S.7).

Rückenschmerzen weisen eine hohe Prävalenz auf und gehören zu den häufigsten Beschwerden in der Bevölkerung. Laut der Deutschen Rückenschmerzstudie 2003/2006 liegt die Stichtagprävalenz von Rückenschmerzen (Heute Schmerzen) zwischen 32% und

49%. Die Lebenszeitprävalenz (mindestens einmal Rückenschmerzen im Leben) liegt sogar zwischen 74% und 85%. Dementsprechend hatten nur ca. 20% der Personen noch nie in ihrem Leben Rückenschmerzen erlebt. Des Weiteren wird belegt, dass 7% der Befragten schwere und sogar 9% erheblich behindernde Rückenbeschwerden hatten (Raspe, 2012, S.13).

Chronische Schmerzen des Rückens werden als fast tägliche für mindestens 3 Monate anhaltende Schmerzen definiert. Laut des Robert-Koch-Instituts hat jeder sechste Mann sowie jede vierte Frau in den letzten 12 Monaten unter chronischen Rückenschmerzen gelitten. Des Weiteren zeigten Ergebnisse des Robert-Koch-Instituts eine Zunahme der chronischen Rückenschmerzen mit steigendem Lebensalter (Robert-Koch-Institut, 2015, S.69). Darüber hinaus spielt der sozioökonomische Faktor eine Rolle. Personen mit niedrigem Sozialstatus hatten in allen Altersgruppen häufiger Schmerzen im Rücken als Personen mit hohem oder mittlerem Sozialstatus (Robert-Koch-Institut, 2015, S.70).

Außerdem haben Rückenschmerzen einen negativen Einfluss auf die Leistungsfähigkeit in Aktivitäten des Alltags, Berufs oder der Freizeit (Raspe, 2012, S. 15). Somit sind Rückenleiden häufige Auslöser für die Inanspruchnahme des medizinischen Versorgungssystems, hohe Arbeitsunfähigkeit und frühzeitige Renten durch teilweise oder volle Erwerbsminderungen (Raspe, 2012, S.7).

Auch die Ergebnisse des BKK Gesundheitsreports (2019) bestätigen, dass Rückenschmerzen gemessen nach Tagen der Arbeitsunfähigkeit (AU-Tage) zu den wichtigsten Diagnosehauptgruppen gehören. Aus dem Berichtsjahr 2018 kann entnommen werden, dass Rückenschmerzen Rang 2 im Jahr 2017 der Diagnosen mit den meisten AU-Tagen misst. Die Anzahl der AU-Tage bei 1000 Beschäftigten Mitgliedern der BKK aufgrund von Rückenschmerzen lag bei 1220 (Knieps & Pfaff, 2019, S.67).

Bereits im Jahr 2010 waren Rückenschmerzen unter den AOK-Pflichtmitgliedern ohne Rentner auf dem ersten Rang der Diagnosen mit 14,5 Millionen Arbeitsunfähigkeitstagen. Auch die Deutsche Angestellten Krankenkasse bestätigt dieses mit ihren Ergebnissen (Raspe, 2012, S.15).

Deutlich wird der Bedarf durch die im Jahr 2008 hohen Krankheitskosten für Rückenleiden von ca. 9 Milliarden Euro. Die Statistik aus dem Jahre 2010 zeigt, dass 8% der Rentenneuzugänge wegen verminderter Erwerbsfähigkeit auf Rückenleiden zurückführen.

Ursachen für Rückenschmerzen lassen sich nur sehr schwer ausfindig machen. Der Anteil der nicht spezifischen Rückenschmerzen, ohne krankhafte Prozesse sowie sichere anatomische Quellen als Ursache, liegt bei ca. 80% (Raspe, 2012, S.10). Risikofaktoren, wie beispielsweise arbeitsbezogene, psychosoziale Bedingungen oder eigene Vorgeschichten, können das Auftreten von Rückenschmerzen bedingen (Rapse, 2012, S.11).

1.4 Wirksamkeit

Tab. 1: Zentrale evidenzbasierte Handlungsempfehlungen zur Prävention von Rückenschmerzen (Eigene Darstellung)

Vollständiger bibliografischer Nachweis	Pfeifer, K. (2004). *Expertise zur Prävention von Rückenschmerzen durch bewegungsbezogene Interventionen.* Magdeburg: Otto-von-Guericke Universität. Im Auftrag der Bertelsmannstiftung und der Akademie für Manuelle Medizin an der Universität Münster
Darstellung der zentralen evidenzbasierten Handlungsempfehlungen zur Prävention	Maßnahmen zur Prävention von Rückenschmerzen führen zum Erfolg, wenn der Aktivitätsanteil sehr hoch ist sowie Anteile von hoher Selbststeuerung und Eigenwahrnehmung vorhanden sind. Die Durchführung einer erfolgsversprechenden Intervention sollte über einen Zeitraum von mindestens 12 Wochen regelmäßig stattfinden. Des Weiteren sollten Bewegungsprogramme Informationen und Strategien enthalten, welche positive rückenschmerzbezogene Einstellungen und Verhalten vermitteln. Inhalte zu integrieren wie beispielsweise das biopsychosoziale Modell des Rückenschmerzes oder die Beeinflussung des Angst-Vermeidungsverhaltens sowie die Beeinflussung der Schmerzbewältigung und –bewertung erscheinen sinnvoll. Außerdem stehen die Vermittlung von Entspannungstechniken, die Verbesserung der körperlichen Fitness sowie der Wissensaufbau von subjektiven Theorien und rückenschmerzbezogenen Kognitionen im Vordergrund. Alle Inhalte und Strategien sollen nicht nur die Wirbelsäule als stabiles, muskuläres, gut zu sicherndes System darstellen sondern auch die Botschaft vermitteln, dass regelmäßige körperliche Aktivität zur Vermeidung von Rückenschmerz führt und das in der Regel keine schwerwiegenden Erkrankungen auf Rückenschmerzen zurück zu führen sind.
Erläuterung der Bedeutung der Handlungsempfehlungen für die geplante Präventionsmaßnahme	Laut Pfeifer (2004) ist nur dann eine Prävention von Rückenschmerzen erfolgreich, wenn alle Risikofaktoren für die Entstehung von Rückenschmerzen berücksichtigt und die rückenbezogenen physischen und psychosozialen Gesundheitsressourcen gestärkt werden. Dementsprechend sollten vor allem

	Risikofaktoren in der geplanten Präventionsmaßnahme darge-stellt und vermittelt werden. Des Weiteren gilt es Gesundheits-potenziale in der Maßnahme zu fördern, welche zur Erhaltung und Verbesserung des Wohlbefindens beitragen.

1.5 Zielgruppe

Tab. 2: Zielgruppe der geplanten Präventionsmaßnahme (Eigene Darstellung)

Soziodemografische Merkmale	Für erwerbstätige Frauen und Männer im Alter von 18 bis 50 Jahren
Sozialstatus	Personen in allen Schichten der Gesellschaft zur Vermei-dung sozialer Ungleichheit. Besondere Rücksicht auf Personen mit niedrigem Sozial-status und/oder Bildungsgrad, da diiese häufiger Rücken-schmerzen aufweisen als Personen mit hohem oder mitt-lerem Sozialstatus (Robert-Koch-Institut, 2015, S.70).
Gesundheitsrisiken/-belastun-gen	Erwachsene mit einem bewegungsarmen Lebensstil, wel-che weniger als ca. 1 Stunde in der Woche körperlich aktiv sind und eine schwache Muskulatur aufweisen. Die Prä-ventionsmaßnahme bezieht sich auf Personen, die inner-halb eines Jahres bereits Rückenschmerzepisoden erlebt sowie ein selbst eingeschätztes hohes Risiko für das Er-leiden von Rückenschmerzen haben (Pfeifer, 2004, S.56). Die Ernährungsgewohnheiten sowie der Alkohol- und Ta-bakkonsum sollten ohne die Präventionsmaßnahme zu beeinträchtigen im gewohnten Maße fortgeführt werden.
Kontraindikationen	Keine akut behandlungsbedürftigen Erkrankungen des Rückens (z.B. Bandscheibenprolaps) sowie akute Fraktu-ren oder Traumata der Wirbelsäule.

1.6 Ziele der Maßnahme

Tab. 3: Ziele der Präventionsmaßnahme (Eigene Darstellung)

Ziel	Begründung
„Die Vermittlung von Wissen über Hintergründe und den Umgang mit Rückenschmerzen zum Aufbau individueller Verhaltens- und Handlungskompetenzen in Rückenschmerzepisoden.	Das erste Ziel lässt sich aufgrund der in 1.4 dargestellten Wirksamkeit bezüglich der evidenzbasierten Handlungsempfehlungen begründen. Die Vermittlung von Informationen und Strategien im Umgang mit Rückenschmerzen haben einen positiven Einfluss auf die individuellen Verhaltens- und Handlungskompetenzen (Pfeifer, 2004, S. 49). Des Weiteren lässt sich aufgrund des Sozialstatus sowie Bildungsgrad der dargestellten Zielgruppe in 1.5 darauf schließen, dass keinerlei Wissen über Entstehung, Umgang mit Rückenschmerzen oder auch Strategien zur Vermeidung von Risikofaktoren besteht.
Die Hinführung zu und die überdauernde Bindung an mehr eigenständig durchgeführte körperliche Aktivität und damit verbunden...	Anhand der in 1.4 aufgeführten Handlungsempfehlung ist es wichtig, dass körperliche Aktivität regelmäßig und über einen längeren Zeitraum ausgeführt werden sollte. Des Weiteren soll das zweite Ziel den Gesundheitsrisiken/-belastungen der dargestellten Zielgruppe in 1.5 entgegenwirken (bewegungsarmer Lebensstil, wenig körperliche Aktivität).
...die Verbesserung der gesundheitsbezogenen Fitness bzw. die Vermeidung/Reduktion einer Dekonditionierung" (Pfeifer, 2004, S.50).	Dieses Ziel dient dazu, die Aufklärung der Teilnehmer bezüglich gesundheitsbezogener Fitness im Bereich Rückenschmerz zu verbessern. Informationsvermittlung für rückengerechte Verhaltensänderungen und Vermeidung von Dekonditionierungen im Bereich Bewegung.

2 Inhaltliche-organisatorische Grobplanung des Kursprogramms

Tab. 4: Inhaltlich-organisatorische Grobplanung der Präventionsmaßnahme (Eigene Darstellung)

Kursinhalte	Hintergrundwissen über Entstehung, Risikofaktoren und Umgang mit Rückenschmerzen
	Strategien und Konzepte zur Vermeidung und Bewältigung von Rückenschmerzepisoden
	Regelmäßige körperliche Aktivität als positiver Effekt zur Umsetzung im Alltag und Eigenmotivation
	Rückengerechte alltags –und berufsbezogene Bewegungsabläufe und Haltungen
	Erstellung und Durchführung eines gesundheitsorientierten Rückentrainings
Kursdauer	10 Wochen
Kurseinheiten	1x Einheit pro Woche → 90 Minuten
Zeitaufteilung Information/Praxis	Einstieg (ca. 5 Minuten)
	Information (ca. 20 Minuten)
	Erwärmung (ca. 5 Minuten)
	Hauptteil (ca. 45 Minuten)
	Ausklang (ca. 10 Minuten)
	Abschluss (ca. 5 Minuten)
Teilnehmerzahl	8-15 Teilnehmer
Benötigte Ressourcen	Räumlichkeiten:
	Seminarraum für mindestens 15 Kursteilnehmer
	Kursraum für mindestens 15 Kurseilnehmer
	Trainingsgeräte/Hilfsmittel:
	Gymnastikbälle, Gymnastikmatten, Gymnastikstäbe, Kurzhanteln, Langhanteln, Therabänder, Deuserbänder, Proprio Pads, MFT Discs
	Medien:
	Flipchart, Beamer, Fernbedienung, Laptop, Diaprojektor und Folien, Musikanlage, Skelettmodell
	Teilnehmerunterlagen:
	Fragebögen, Handouts, Sammelmappen, Präventionskursunterlagen
Kursleiter	1. Staatlich anerkannter Berufs- oder Studienabschluss im Handlungsfeld Bewegung: Arzt/Ärztin, Sport –und

	Gymnastiklehrer/in, Physiotherapeut/in, Krankengymnast/in, Sportwissenschaftler/in (mit Abschlüssen: Bachelor, Master, Magister, Staatsexamen, Diplom) 2. Zusatzqualifikation einer anerkannten Institution für den jeweiligen Problembereich: Lizenz zur Durchführung der Rückenschule (GKV-Spitzenverband, 2018, S.67)
Kursanbieter	Zertifizierte Fitness –und Gesundheitsanlagen nach Zertifizierungsgrundlage DIN 33961

Hintergrundwissen zum Thema Rückenschmerz sowie Strategien und Konzepte zur Vermeidung und Bewältigung von Rückenschmerzepisoden dienen zur Förderung individueller Kompetenzen bezüglich Verhalten und Handlung. Des Weiteren soll das eigene Gesundheitsbewusstsein analysiert und gestärkt werden. Regelmäßige körperliche Aktivität als positiver Effekt zur Umsetzung im Alltag und stetiger Eigenmotivation der Teilnehmer als Inhalt dient zur Bindung und Motivation an gesundheitssportliche Aktivität. Außerdem soll die Körperwahrnehmung der Teilnehmer durch rückengerechtes –und berufsbezogene Bewegungsabläufe und Haltungen verbessert werden. Die Erstellung und Durchführung eines gesundheitsorientierten Rückentrainings wird genutzt, um die gesundheitsbezogene Fitness zu verbessern. Auch dient es als Hilfe zur Selbsthilfe sowie Stärkung der Selbstwirksamkeitserwartung. Des Weiteren soll es zur sicheren Weiterführung der Methoden im Alltag dienen.

3 Inhaltlich – methodische Detailplanung des Kursprogramms

Tab. 5: Inhaltlich-methodische Detailplanung des Kursprogramms „Rücken fit – Mach einfach mit" (Eigene Darstellung)

Kurseinheit/ Woche	Hauptthema der Kurseinheit	Lernziele	Lerninhalte	Umsetzungsaspekte
KE1/ Woche 1	Kennenlernen und Einstieg in das Kurskonzept	**Theorie:** Die Teilnehmer lernen... → den Kursleiter sowie Mitteilnehmer kennen → den Aufbau und die Organisation des Kurskonzeptes kennen → Hintergrundwissen über die Verbreitung sowie Krankheitsbilder der von Rückenschmerzen → die Entstehung und den Verlauf von Risikofaktoren von Rückenschmerzen kennen **Praxis:** → Vermittlung positiver Bewegungserfahrungen	**Theorie:** → Ausfüllen des Eingangsfragebogens, Vorstellungsrunde → Wünsche und Erwartungen der Kursteilnehmer sammeln → Erläuterung des Aufbaus, zeitlicher Verfügungsrahmen und Inhalte des Kurses → Informationsvermittlung über die Verbreitung, Auswirkung sowie der verschiedenen Krankheitsbilder von Rückenschmerzen → Risikofaktoren werden von den Teilnehmern gesammelt und der Kursleiter sortiert und ergänzt → Feedback der Teilnehmer und Festigung des Erlernten → Ausblick auf die zweite Kurseinheit	**Organisationsformen:** → Gruppensitzung in einem Seminarraum → Gruppengespräche und Befragungen → Sammlung von Wünschen und Erfahrungen auf der Flipchart → Beamer-Präsentation zu Aufbau, Organisation und Hintergrundwissen zum Thema Rückenschmerzen → Sammlung von Risikofaktoren der Teilnehmer auf Flipchart → Übungen werden durch Kursleiter erklärt, angeleitet und durchgeführt (Kursraum) → Korrekturen von Teilnehmer durch Kursleiter **Medien:**

8

Kursein-heit/ Woche	Hauptthema der Kurseinheit	Lernziele	Lerninhalte	Umsetzungsaspekte
			Praxis:	→ Fragebögen
		→ Erlernen von zwei funktions-gymnastischen Übungen zur Stärkung der Muskulatur	→ Kennenlernen als Vorstellungsrunde an-hand eines Bewegungsspiels	→ Sammelmappen
				→ Flipchart
		→ Vermittlung von einer Ent-spannungstechnik zur Reduktion psychischer Belastungen	→ Durchführung von drei funktionsgymnasti-schen Übungen	→ Beamer, Fernbedienung, Computer
				→ Handouts
			→ Anwendung eines Entspannungsverfah-rens: Fantasiereise	→ Musik für Bewegungsspiel
				→ Entspannungsmusik
				→ Musikanlage
				Hilfsmittel:
				→ Gymnastikbälle
				→ Gymnastikmatten
				→ Gymnastikstäbe
KE2/ Woche 2	**Aufbau, Funk-tion sowie Bewe-gungsmöglich-keiten der Wir-belsäule**	**Theorie:** Alle Teilnehmer lernen...	**Theorie:**	**Organisationsform:**
		→ den Aufbau und Funktion der Wirbelsäule kennen	→ Rückblick und kurze Wiederholung der ers-ten Kurseinheit	→ Gruppensitzung in einem Seminarraum
				→ Gruppengespräche und Befragungen
		→ Bewegungsmöglichkeiten so-wie –richtungen der Wirbelsäule kennen	→ Erläuterung von Aufbau und Funktion der Wirbelsäule	→ Präsentation des Aufbaus, Funktion und Bewegungen der WS am Skelettmodell und über Beamer
			→ Darstellung der Bewegungsmöglichkeiten und –richtungen der Wirbelsäule (Beugung, Streckung etc.) und Bezug zum Alltag	→ Übungen werden durch Kursleiter er-klärt, angeleitet und durchgeführt (Kurs-raum)

9

Kurseinheit/ Woche	Hauptthema der Kurseinheit	Lernziele	Lerninhalte	Umsetzungsaspekte
		→ Abläufe von Bewegungen der Wirbelsäule in Situationen des Alltags zu übertragen **Praxis:** → Vermittlung positiver Bewegungserfahrungen → Bewegungsrichtungen der Wirbelsäule kennenlernen → Richtige Bewegungsabläufe der Wirbelsäule in Situationen des Alltags erlernen → Verbesserung von Erfahrungen und Wahrnehmungen des eigenen Körpers → Erlernen von zwei weiteren funktionsgymnastischen Übungen zur Stärkung der Rücken bzw. Rumpfmuskulatur	→ Feedback der Teilnehmer und Festigung des Erlernten → Ausblick auf die dritte Kurseinheit **Praxis:** → Bewegungsspiel zum Aufwärmen → Bewegungsrichtungen der Wirbelsäule werden ausprobiert und wahrgenommen → Durchführung alltagsbezogener Übungen für richtige Bewegungsabläufe der Wirbelsäule → Wiederholung der zwei funktionsgymnastischen Übungen von KE1 → Durchführung von zwei neuen funktionsgymnastischen Übungen → Anwendung eines Entspannungsverfahrens: Körperreise	→ Korrekturen von Teilnehmer durch Kursleiter **Medien:** → Flipchart → Beamer, Fernbedienung, Computer → Handouts → Musik für Bewegungsspiel → Entspannungsmusik → Musikanlage **Hilfsmittel:** → Skelettmodell → Gymnastikbälle → Gymnastikmatten → Gymnastikstäbe → Kurzhanteln

Kurseinheit/ Woche	Hauptthema der Kurseinheit	Lernziele	Lerninhalte	Umsetzungsaspekte
		→ Vermittlung von einer Entspannungstechnik zur Reduktion psychischer Belastungen		
KE3/ Woche 3	**Körperliche Aktivität als positiver Effekt bei Rückenschmerz**	**Theorie:** Alle Teilnehmer lernen... → aktuelle wissenschaftliche Erkenntnisse und Bedeutung von körperlicher Aktivität kennen → die positiven Auswirkungen von körperlicher Aktivität auf Rückenschmerzen kennen → Formen körperlicher Aktivität → einseitige Belastungen kennen nen **Praxis:** → Vermittlung positiver Bewegungserfahrungen	**Theorie:** → Rückblick und kurze Wiederholung der zweiten Kurseinheit → Sammeln von positiven Erfahrungen mit körperlicher Aktivität → Ergänzung positiver Auswirkungen durch Kursleiter → Erläuterung von Arten der Bewegung (Ausdauertraining, Krafttraining etc.) und einseitigen Belastungen → Feedback der Teilnehmer und Festigung des Erlernten → Ausblick auf die nächste Kurseinheit **Praxis:** → Aufwärmen durch Bewegungsspiel	**Organisationsformen:** → Gruppensitzung in einem Seminarraum → Gruppengespräche und Befragungen → Präsentation über Beamer bezüglich der Bedeutung von körperlicher Aktivität → Sammlung von Erfahrungen der Teilnehmer auf Flipchart und Ergänzung durch Kursleiter → Präsentation über Beamer bezüglich Arten der Bewegung sowie einseitige Belastungen → Übungsanleitung und Korrektur durch Kursleiter (Kursraum) → Kleingruppen für Wiederholung vorangegangener Übungen **Medien:**

Kursein-heit/ Woche	Hauptthema der Kurseinheit	Lernziele	Lerninhalte	Umsetzungsaspekte
		→ Verbesserung der Körper-wahrnehmung bezüglich einseiti-ger Belastungen → Vermittlung von einer Ent-spannungstechnik zur Reduktion psychischer Belastungen	→ Durchführung von vier Übungen für Wahr-nehmungen einseitiger Belastungen → Wiederholung der vier vorangegangenen funktionsgymnastischen Übungen → Anwendung eines Entspannungsverfah-rens: Einführung in die progressive Muskelre-laxation	→ Flipchart → Beamer, Fernbedienung, Computer → Handouts → Musik für Bewegungsspiel **Hilfsmittel:** → Gymnastikbälle → Gymnastikmatten → Gymnastikstäbe → Kurzhanteln
KE4/ Woche 4	**Verbesserung der Körperwahr-nehmung und Wirbelsäulensta-bilisation**	**Theorie:** Alle Teilnehmer lernen… → Strategien zur aktiven Stabili-sation der Wirbelsäule kennen → Effekte des Dehnens auf den Körper kennen **Praxis:** → Verbesserung der Körper-wahrnehmung	**Theorie:** → Rückblick und kurze Wiederholung der letz-ten Kurseinheit → Erläuterung des Kursleiters von Strategien zur aktiven Stabilisation der Wirbelsäule → Vermittlung von positiven Effekten der Deh-nungsreize → Feedback der Teilnehmer und Festigung des Erlernten → Ausblick auf die nächste Kurseinheit	**Organisationsformen:** → Gruppensitzung in einem Seminarraum → Gruppengespräche und Befragungen → Vortrag des Kursleiters als Frontalunter-richt über Strategien zur aktiven Stabilisa-tion der Wirbelsäule → Präsentation am Beamer über positive Effekte des Dehnens → Kleingruppen für Durchführung von Übungen zur Wirbelsäulenstabilisation

Kurseinheit/ Woche	Hauptthema der Kurseinheit	Lernziele	Lerninhalte	Umsetzungsaspekte
		→ Anwendung von Strategien zur Muskelaktivierung für die aktive Stabilisation der Wirbelsäule → Vertiefung bereits gelernter Übungen → Dehnübungen kennenlernen → Vertiefung der vorangegangen Entspannungstechnik in KE3	**Praxis:** → Allgemeines Aufwärmen → Durchführung von Übungen zur Wirbelsäulenstabilisation (Extension, Flexion, Rotation) → Wiederholung der funktionsgymnastischen Übungen zur Verbesserung und Stabilisierung der Muskulatur → Darstellung und Durchführung der Dehnübungen → Wiederholung der progressiven Muskelrelaxation aus KE3	→ Partnerarbeit für Wiederholung vorangegangener Übungen → Übungsanleitung und Korrektur der Dehnübungen durch Kursleiter (Kursraum) **Medien:** → Beamer, Fernbedienung, Computer → Handouts → Musik für Bewegungsspiel **Hilfsmittel:** → Gymnastikbälle → Gymnastikmatten → Gymnastikstäbe → Kurzhanteln → Therabänder → Deuserbänder
KE5/ Woche 5	**Bewältigungs- strategien von**	**Theorie:** Alle Teilnehmer lernen... → Rückenschmerzen zu differenzieren (akut/chronisch)	**Theorie:** → Rückblick und kurze Wiederholung der letzten Kurseinheit	**Organisationsformen:** → Gruppensitzung in einem Seminarraum → Gruppengespräche und Befragungen

Kurseinheit/ Woche	Hauptthema der Kurseinheit	Lernziele	Lerninhalte	Umsetzungsaspekte
	Rücken-schmerzepiso-den	→ Folgen der eigenen Verhaltensweisen → Strategien, die Rückenschmerzepisoden entgegenwirken → Effekte von Koordinationsübungen auf den Körper lernen **Praxis:** → Körperwahrnehmung verbessern → Koordinationsübungen kennenlernen → Vertiefung bereits gelernter funktionsgymnastischer und Dehn-Übungen → Vertiefung der vorangegangen Entspannungstechnik von KE3/KE4	→ Wie unterscheiden sich akute und chronische Rückenschmerzen? → Sammlung von eigenen Verhaltensweisen der Kursteilnehmer und Erläuterung der Folgen durch den Kursleiter → Vermittlung von Strategien um Rückenschmerzen entgegenzuwirken → Vermittlung von positiven Effekten der Koordinationsreize → Feedback der Teilnehmer und Festigung des Erlernten → Ausblick auf die sechste Kurseinheit **Praxis:** → Aufwärmen durch Bewegungsspiel → Darstellung und Durchführung der Koordinationsübungen → Wiederholung der bereits gelernten Übungen →Wiederholung der progressiven Muskelrelaxation aus KE3/KE4	→ Partnerarbeit zur Differenzierung von Rückenschmerzen auf Präsentationsfolien → Sammlung eigener Verhaltensweisen der Kursteilnehmer auf der Flipchart → Präsentation auf Beamer der Folgen und Strategien sowie Strategien von Rückenschmerzen durch Kursleiter → Übungen werden durch Kursleiter erklärt, angeleitet und durchgeführt (Kursraum) → Korrekturen von Teilnehmern durch Kursleiter **Medien:** → Flipchart → Beamer, Fernbedienung, Computer → Präsentationsfolien → Diaprojektor → Handouts → Musik für Bewegungsspiel

14

Kurseinheit/ Woche	Hauptthema der Kurseinheit	Lernziele	Lerninhalte	Umsetzungsaspekte
				Hilfsmittel: → Gymnastikbälle → Gymnastikmatten → Gymnastikstäbe → Kurzhanteln → Therabänder → Deuserbänder → Proprio Pads/ MFT Discs
KE6/ Woche 6	**Umsetzung körperlicher Aktivität im Alltag**	**Theorie:** Alle Teilnehmer lernen… → wie körperliche Aktivität im Alltag umgesetzt werden kann → die wichtigsten Faktoren für die Planung von Trainingsplänen für die eigene körperliche Aktivität kennen → eigene Selbstwirksamkeitserwartung zu verbessern **Praxis:**	**Theorie:** → Rückblick und kurze Wiederholung der fünften Kurseinheit → Informationsvermittlung zur körperlichen Aktivitätsumsetzung im Alltag → Erläuterung von Funktion und Nutzen von Trainingsplänen (Ziele, Pläne, Hindernisse, Strategien) → Erstellung von individuellen Trainingsplänen für die eigene körperliche Aktivität der Teilnehmer → Feedback der Teilnehmer und Festigung des Erlernten	**Organisationsformen:** → Gruppensitzung in einem Seminarraum → Gruppengespräche und Befragungen → Kleingruppenarbeit zu Aktivitätsumsetzung im Alltag sowie Funktion und Nutzen von Trainingsplänen → Kursleiter gibt Hilfestellung bei Fragen und Problemen → Präsentation der Kleingruppen auf Folien für Diaprojektor → Einzelarbeit: Durchführung des Trainingsplans mit Hilfestellung und Korrektur des Kursleiters

Kurseinheit/ Woche	Hauptthema der Kurseinheit	Lernziele	Lerninhalte	Umsetzungsaspekte
		→ Stärkung der Rumpf– und Rückenmuskulatur → Verbesserung der Körperwahrnehmung → Vertiefung der vorangegangen Entspannungstechnik von KE1	→ Ausblick auf die nächste Kurseinheit **Praxis:** → Allgemeines Aufwärmen → die Durchführung der eigenen Trainingspläne → Anwendung eines Entspannungsverfahrens: Fantasiereise	**Medien:** → Präsentationsfolien → Diaprojektor → Handouts → Anlage für Musik → Entspannungsmusik **Hilfsmittel:** → Gymnastikbälle → Gymnastikmatten → Gymnastikstäbe → Kurzhanteln/Langhanteln → Therabänder → Deuserbänder → Proprio Pads/ MFT Discs
KE7/ Woche 7	**Rückengerechte alltags- und berufsbezogene**	**Theorie:** Alle Teilnehmer lernen... → typische alltagsbezogene	**Theorie:** → Rückblick und kurze Wiederholung der vorrangegangen Kurseinheit	**Organisationsformen:** → Gruppensitzung in einem Seminarraum → Gruppengespräche und Befragungen

Kurseinheit/ Woche	Haupthema der Kurseinheit	Lernziele	Lerninhalte	Umsetzungsaspekte
	Bewegungsabläufe und Haltungen **→ Stehen, Aufstehen, Sitzen, Liegen**	Bewegungsabläufe und Haltungen zur Stabilisation der Wirbelsäule → rückengerechtes Verhalten für Alltag und Beruf **Praxis:** → rückengerechte Übungen für Bewegungsabläufe und Haltungen für Alltag und Beruf → Verbesserung der Körperwahrnehmung → Verbesserung der Selbstwirksamkeitserwartung → Vertiefung der bisher gelernten Übungen → Vertiefung der vorangegangenen Entspannungstechnik von KE2	→ Gemeinschaftliche Erarbeitung zu günstigen Haltungen und Bewegungsabläufen (Stehen, Aufstehen, Sitzen, Liegen) → Zusammenfassung und Ergänzung führt Kursleiter → Feedback der Teilnehmer und Festigung des Erlernten → Ausblick auf die achte Kurseinheit **Praxis:** → Aufwärmen durch Bewegungsspiel → Individuelles Bewegungsverhalten erproben und analysieren mit Transfer zu Alltag und Beruf (Stehen, Aufstehen, Sitzen und Liegen) → Übungen von Techniken für flexible Abläufe der Bewegung und Haltung durchführen → Durchführung des Trainingsplans der letzten Kurseinheit → Anwendung eines Entspannungsverfahrens: Körperreise	→ Kleingruppen für gemeinschaftliche Erarbeitung zu günstigen Haltungen und Bewegungsabläufen → Präsentation der Ergebnisse über Beamer und ergänzende Hinweise durch Kursleiter → Kleingruppen-Training einzelner Bewegungsverhalten mit Präsentation im Kursrau, Korrektur durch Kursleiter → Übungsanleitung des Kursleiters zur Technik für flexible Abläufe der Bewegung und Haltung → Gemeinsames Training in der Gruppe eines der erarbeiteten Trainingspläne **Medien:** → Beamer, Fernbedienung, Computer → Handouts → Musikanlage → Musik für Bewegungsspiel → Entspannungsmusik

17

Kurseinheit/ Woche	Hauptthema der Kurseinheit	Lernziele	Lerninhalte	Umsetzungsaspekte
				Hilfsmittel: → Gymnastikbälle → Gymnastikmatten → Gymnastikstäbe → Kurzhanteln/Langhanteln → Therabänder → Deuserbänder → Proprio Pads/ MFT Discs
KE8/ Woche 8	**Rückengerechte alltags- und berufsbezogene Bewegungsabläufe und Haltungen** → **Heben, Bücken, Anheben, Tragen, Absetzen**	**Theorie:** Alle Teilnehmer lernen… → typische berufsbezogene Bewegungsabläufe und Haltungen zur Stabilisation der Wirbelsäule → rückengerechtes Verhalten für Alltag und Beruf **Praxis:**	**Theorie:** → Rückblick und kurze Wiederholung der siebten Kurseinheit → Gemeinschaftliche Erarbeitung zu günstigen Haltungen und Bewegungsabläufen (Heben, Bücken, Anheben, Tragen, Absetzen) → Zusammenfassung und Ergänzung führt Kursleiter → Feedback der Teilnehmer und Festigung des Erlernten → Ausblick auf die nächste Kurseinheit	**Organisationsformen:** → Gruppensitzung in einem Seminarraum → Gruppengespräche und Befragungen → Kleingruppen für gemeinschaftliche Erarbeitung zu günstigen Haltungen und Bewegungsabläufen → Präsentation der Ergebnisse über Beamer und ergänzende Hinweise durch Kursleiter –→ Kleingruppen-Training einzelner Bewegungsverhalten mit Präsentation im Kursraum, Korrektur durch Kursleiter

Kursein-heit/ Woche	Hauptthema der Kurseinheit	Lerninhalte	Lernziele	Umsetzungsaspekte
		Praxis:	→ rückengerechte Übungen für Bewegungsabläufe und Haltungen für Alltag und Beruf	→ Übungsanleitung des Kursleiters zur Techniken für flexible Abläufe der Bewegung und Haltung
		→ Allgemeines Aufwärmen		
		→ Individuelles Bewegungsverhalten erproben und analysieren mit Transfer zu Alltag und Beruf (Heben, Bücken, Anheben, Tragen, Absetzen)	→ Verbesserung der Körperwahrnehmung	→ Gemeinsames Training in der Gruppe eines der erarbeiteten Trainingspläne
			→ Verbesserung der Selbstwirksamkeitserwartung	
		→ Übungen von Techniken für flexible Abläufe der Bewegung und Haltung durchführen	→ Vertiefung der bisher gelernten Übungen	**Medien:**
		→ Durchführung des Trainingsplans von Kurseinheit 6		→ Beamer, Fernbedienung, Computer
			→ Vertiefung der vorangegangenen Entspannungstechnik der progressiven Muskelrelaxation	→ Handouts
		→ Anwendung eines Entspannungsverfahrens: Progressive Muskelrelaxation		→ Musikanlage
				→ Musik für Bewegungsspiel
				→ Entspannungsmusik
				Hilfsmittel:
				→ Gymnastikbälle
				→ Gymnastikmatten
				→ Gymnastikstäbe
				→ Kurzhanteln/Langhanteln
				→ Therabänder
				→ Deuserbänder
				→ Proprio Pads/ MFT Discs

Kurseinheit/ Woche	Hauptthema der Kurseinheit	Lernziele	Lerninhalte	Umsetzungsaspekte
KE9/ Woche 9	Motivation und Bindung an körperliche Aktivität	**Theorie:** Alle Teilnehmer lernen… → die Reflektion der Eigenmotivation und Absichten zur Bewegung → Sportarten und Trainingsarten zur Stabilisierung von Haltung und Bewegungsabläufen kennen **Praxis:** → Verbesserung der Körperwahrnehmung → Stärkung der Muskulatur → Vertiefung der vorangegangenen Entspannungstechnik der progressiven Muskelrelaxation	**Theorie:** → Rückblick und kurze Wiederholung der vorrangegangenen Kurseinheit → Erläuterung und Sammlung der eigenen Motivation und Bewegungsideen bezüglich Training und körperliche Aktivität → Darstellung von Trainings –und Sportarten in der Umgebung der Teilnehmer → Feedback der Teilnehmer und Festigung des Erlernten → Ausblick auf die letzte Kurseinheit **Praxis:** → Aufwärmen durch Bewegungsspiel → Durchführung des individuellen Trainingsplan →Anwendung eines Entspannungsverfahrens: Progressive Muskelrelaxation	**Organisationsformen:** → Gruppensitzung in einem Seminarraum → Gruppengespräche und Befragungen → Beamer-Präsentation durch Kursleiter über Eigenmotivation und Bewegungsideen → Beamer-Präsentation zur Darstellung verschiedener Sport und Trainingsarten → Eigenständiges Wiederholen desTrainingsplan → Hilfestellung und Korrektur liegen beim Kursleiter **Medien:** → Flipchart → Beamer, Fernbedienung, Computer → Handouts → Musikanlage → Musik für Bewegungsspiel **Hilfsmittel:**

Kursein-heit/ Woche	Hauptthema der Kurseinheit	Lernziele	Lerninhalte	Umsetzungsaspekte
				→ Gymnastikbälle → Gymnastikmatten → Gymnastikstäbe → Kurzhanteln/Langhanteln → Therabänder → Deuserbänder → Proprio Pads/ MFT Discs
KE10	Zusammenfas-sung und Ab-schluss des Kur-ses	**Theorie:** → die Möglichkeit zur Kontrolle und Überprüfung der eigenen Trainingspläne → Wiederholung und Zusam-menfassung von bereits gelern-ten Inhalten → Selbstwirksamkeitserwartung, Motivation und Bindung an kör-perliche Aktivität stärken **Praxis:** → Verbesserung der Körper-wahrnehmung	**Theorie:** → Rückblick und kurze Wiederholung der letz-ten Kurseinheit → Wiederholung und Besprechung eigener Trainingspläne: Klärung offener Fragen oder Probleme → Zusammenfassung der wichtigsten Inhalte der vorangegangenen Stunden (Kernaussa-gen des Konzeptes) → Ausfüllen eines Ausgangsfragebogens → Abschluss: Feedback der Teilnehmer **Praxis:**	**Organisationsformen:** → Gruppensitzung in einem Seminarraum → Gruppengespräche und Befragungen → Durchführung des Trainingsplan in Kleingruppen, Hilfestellung und Korrektur durch eigene Gruppenteilnehmer → Kursleiter beantwortet Fragen oder hilft bei Problemen **Medien:** → Ausgangsfragebögen → Handouts → Flipchart → Beamer, Fernbedienung, Computer

Kursein-heit/ Woche	Hauptthema der Kurseinheit	Lernziele	Lerninhalte	Umsetzungsaspekte
		→ Stärkung der Muskulatur → Vertiefung der Entspannungs-technik	→ Favoriten-Spiel der Teilnehmer als Auf-wärmphase nutzen → Durchführung der bereits erlernten funkti-onsgymnastischen, Dehn –und Koordina-tionsübungen → Anwendung eines Entspannungsverfah-rens: Fantasiereise	→ Musikanlage → Musik zur Bewegung und Entspan-nungsmusik **Hilfsmittel:** → Gymnastikbälle → Gymnastikmatten → Gymnastikstäbe → Kurzhanteln/Langhanteln → Therabänder → Deuserbänder → Proprio Pads/ MFT Discs

4   Dokumentation und Evaluation des Kursprogramms

Übergeordne-tes Kursziel	Messbares Interventi-onsziel	Zielindikator	Erhebungs-methode	Erhebungs-instrument	Messzeit-punkte (t)
Verbesserung der gesund-heitsbezogenen Fitness	Verbesse-rung des Skalen-rangs	Skalenrang nach Aus-wertung der Einzelitems des Fragebo-gens	Standardi-sierte schrift-liche Befra-gung	Fragen zum Ge-sundheitszu-stand (SF-36)	t0 = 1 Wo-che vor Kursbeginn t1= Letzte Kurseinheit nach 10 Wochen
Reduktion von Bewegungs-mangel bzw. Steigerung der körperlichen Ak-tivität	Steigerung der körperli-chen Aktivi-tät mit mo-derater In-tensität auf mind. 150 Minuten pro Woche	Moderate in-tensive kör-perliche Akti-vität in Minu-ten pro Wo-che	Standardi-sierte schrift-liche Befra-gung	Freiburger Fra-gebogen zur kör-perlichen Aktivi-tät (Kurzform)	t0 = 1 Wo-che vor Kursbeginn t1= Letzte Kurseinheit nach 10 Wochen
Stärkung der Gesundheits-kompetenz Selbstwirksam-keit	Verbesse-rung des Skalen-rangs	Skalenrang nach Aus-wertung der Einzelitems des Fragebo-gens	Standardi-sierte schrift-liche Befra-gung	SWE – Skala zur Allgemeinen Selbstwirksam-keitserwartung (Kurzform)	t0 = 1 Wo-che vor Kursbeginn t1= Letzte Kurseinheit nach 10 Wochen

5 Literaturverzeichnis

GKV-Spitzenverband. (2018). *Leitfaden Prävention Handlungsfelder und Kriterien nach § 20 Abs. 2 SGB V. Leitfaden Prävention in stationären Pflegeeinrichtungen nach § 5 SGB XI.* Zugriff am 26.02.2020. Verfügbar unter https://www.gkv-spitzenverband.de/media/dokumente/presse/publikationen/Leitfaden_Pravention_2018_barrierefrei.pdf

Knieps, F. & Pfaff, H. (Hrsg.). (2019). *BKK Gesundheitsreport 2019. Psychische Gesundheit und Arbeit.* MWV Medizinische Wissenschaftliche Verlagsgesellschaft, Berlin. Zugriff am 03.03.2020. Verfügbar unter https://www.bkk-dachverband.de/publikationen/bkk-gesundheitsreport.html

Pfeifer, K. (2004). *Expertise zur Prävention von Rückenschmerzen durch bewegungsbezogene Interventionen.* Magdeburg: Otto-von-Guericke Universität. Zugriff am 05.03.2020. Verfügbar unter https://www.bertelsmann-stiftung.de/fileadmin/files/BSt/Presse/imported/downloads/xcms_bst_dms_15359__2.pdf

Raspe, H. (2012). *Rückenschmerzen.* (Gesundheitsberichterstattung des Bundes, Heft 53). Berlin: Robert Koch-Institut. Zugriff am 27.02.2020. Verfügbar unter https://www.rki.de/DE/Content/Gesundheitsmonitoring/Gesundheitsberichterstattung/GBEDownloadsT/rueckenschmerzen.pdf?__blob=publicationFile

Robert Koch-Institut. (2015). *Gesundheit in Deutschland* (Gesundheitsberichterstattung des Bundes - Gemeinsam getragen von RKI und Destatis). Berlin. Zugriff am 01.03.2020. Verfügbar unter http://www.gbe-bund.de/pdf/GESBER2015.pdf

5.1 Tabellenverzeichnis

Anhang

Anhang 1:

Fragebogen zum Gesundheitszustand (SF-36), Universitätsklinikum Hamburg-Eppendorf:

https://www.familienmedizin-bremen.de/news/SF36_LQ_Fragebogen_01.pdf

Anhang 2:

Freiburger Fragebogen zur körperlichen Aktivität (Kurzform)

Frey I, Berg A, Gratwohl D & Keul J (1999). Freiburger Fragebogen zur körperlichen Aktivität - Entwicklung, Prüfung und Anwendung. Sozial- und Präventivmedizin, 44, 55-64.

Anhang 3:

SWE – Skala zur Allgemeinen Selbstwirksamkeitserwartung (Kurzform)

Gedanken und Gefühle

	stimmt nicht	stimmt kaum	stimmt eher	stimmt genau
Wenn sich Widerstände auftun, finde ich Mittel und Wege, mich durchzusetzen.	o	o	o	o
Die Lösung schwieriger Probleme gelingt mir immer, wenn ich mich darum bemühe.	o	o	o	o
Es bereitet mir keine Schwierigkeiten, meine Absichten und Ziele zu verwirklichen.	o	o	o	o
In unerwarteten Situationen weiß ich immer, wie ich mich verhalten soll.	o	o	o	o
Auch bei überraschenden Ereignissen glaube ich, daß ich gut mit ihnen zurechtkommen kann.	o	o	o	o
Schwierigkeiten sehe ich gelassen entgegen, weil ich meinen Fähigkeiten immer vertrauen kann.	o	o	o	o
Was auch immer passiert, ich werde schon klarkommen.	o	o	o	o
Für jedes Problem kann ich eine Lösung finden.	o	o	o	o
Wenn eine neue Sache auf mich zukommt, weiß ich, wie ich damit umgehen kann.	o	o	o	o
Wenn ein Problem auftaucht, kann ich es aus eigener Kraft meistern.	o	o	o	o

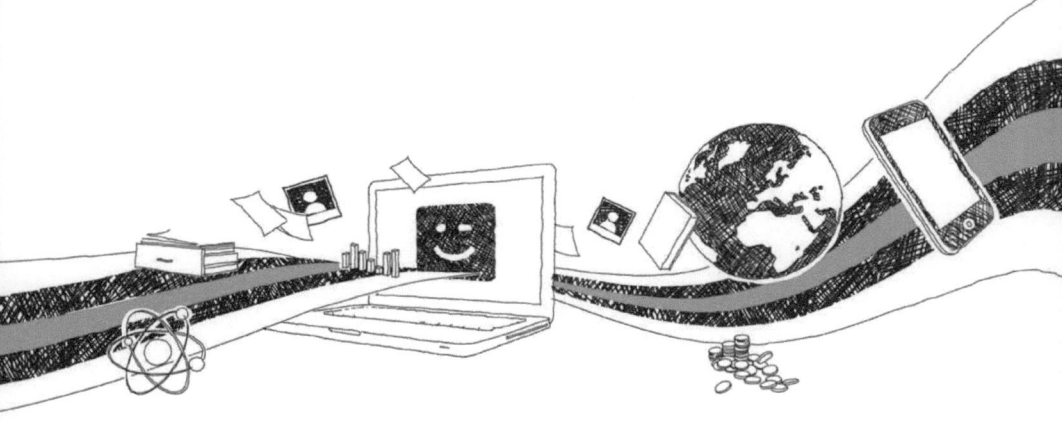
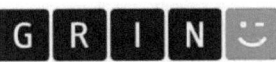